ÉTUDES EXPÉRIMENTALES

SUR LES

LÉSIONS ORGANIQUES DU COEUR

MÉMOIRE

Lu à la Société impériale de médecine de Lyon,

PAR

LE Dr J. FAIVRE,

MEMBRE TITULAIRE,

ANCIEN INTERNE DES HÔPITAUX DE LYON.

LYON

IMPRIMERIE D'AIMÉ VINGTRINIER,

QUAI SAINT-ANTOINE, 36.

1856.

ÉTUDES EXPÉRIMENTALES

SUR LES

LÉSIONS ORGANIQUES DU COEUR.

ÉTUDES EXPÉRIMENTALES

LÉSIONS ORGANIQUES DU COEUR,

MÉMOIRE

Lu à la Société impériale de médecine de Lyon,

PAR

LE Dʳ J. FAIVRE,

MEMBRE TITULAIRE,

ANCIEN INTERNE DES HÔPITAUX DE LYON.

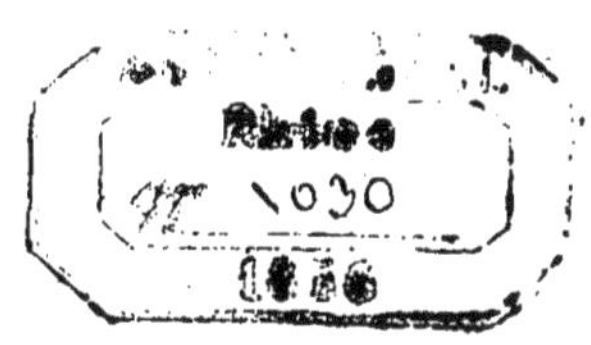

LYON

IMPRIMERIE D'AIMÉ VINGTRINIER,

QUAI SAINT-ANTOINE, 36.

1856.

ÉTUDES EXPÉRIMENTALES

SUR LES

LÉSIONS ORGANIQUES DU COEUR.

PROLÉGOMÈNES.

Les connaissances physiologiques positives, que l'on obtient au moyen de l'expérimentation sur l'animal vivant, mériteraient à peine de fixer l'attention du médecin, et seraient passibles d'une légitime accusation de cruauté, si elles ne conduisaient pas directement à des principes certains, capables de diriger le praticien dans l'acte complexe de la distinction et de la cure des maladies.

Tout homme, par conséquent, qui après avoir surmonté les répugnances des vivisections, croit être parvenu à une connaissance plus exacte de la vérité, se doit d'abord à lui-même de justifier ses expériences par la démonstration de leur utilité, et doit aux autres la communication des connaissances nouvelles qu'il a pu acquérir par ce moyen.

Il est impossible de ne pas éprouver de découragement à l'aspect des divergences que l'on rencontre à chaque pas dans l'étude des maladies du cœur. Les faits qu'il m'a été donné d'observer me paraissent éclairer des questions controversées, et démontrer l'utilité d'un grand nombre de travaux et d'observations qui ne se contredisent que faute d'une bonne théorie physiologique. C'est à mes yeux un motif suffisant d'élever la voix, quelque faible qu'elle puisse être, auprès de celle de tant d'hommes éminents qui ont traité la même question.

Mon intention est donc d'exposer ici aussi brièvement que possible, non pas la série complète des faits pathologiques observés dans les lésions organiques du cœur, et des moyens de diagnostic dont le médecin peut disposer en leur présence, mais seulement les conséquences qui découlent, relativement à ces maladies, des expériences physiologiques modernes, et, spécialement de celles que M. Chauveau et moi avons récemment instituées sur les fonctions de cet organe, soit à l'état sain, soit à l'état morbide. Je toucherai donc aux questions sur lesquelles je croirai pouvoir jeter du jour, laissant de côté les faits universellement reconnus, sans que cela infirme en rien leur valeur absolue ou relative.

Avant d'entrer en matière, je me sens arrêté par une objection que je dois résoudre. A quoi bon toutes ces subtilités de diagnostic dans les lésions du cœur, disent certains praticiens, puisqu'elles sont toutes également incurables ? Ma réponse sera très-courte : 1° les lésions du cœur ne sont pas toutes également graves ; j'espère démontrer dans ce mémoire que les lésions sans insuffisance sont infiniment moins graves que celles qui présentent cette complication, et que, par conséquent, le diagnostic exact en est d'une haute utilité pratique. 2° Il est faux que les lésions du cœur soient toutes également incurables ; on ne les fait pas rétrograder facilement, cela est vrai, mais on peut souvent les arrêter dans leur développement, par des moyens que je n'ai pas à examiner ici, si on s'y prend avant que l'insuffisance valvulaire soit établie. On peut voir, en conséquence, des malades vivre sans souffrance notable, et dans un état de santé relative, pendant de longues années, comme il me serait facile d'en citer des exemples remarquables. De pareils résultats valent bien les peines que l'on peut se donner, soit dans l'étude du diagnostic, soit dans l'application que l'on est appelé à en faire à chaque instant auprès des malades.

L'utilité du sujet étant mise hors de doute, j'entre immédiatement en matière.

Si on a suivi avec attention la filiation des phénomènes que nous avons établie dans le mémoire relatif aux actes physiologiques du cœur, on a pu reconnaître qu'après avoir constaté les faits sur le cœur du cheval, comme présentant toutes les conditions désirables pour un examen complet et sérieux, nous avons conclu au cœur humain, en nous appuyant sur les phénomènes observés chez le chien et le singe, à titre d'intermédiaires; phénomènes qui eussent été d'une observation impossible, si nous n'avions pas décomposé en quelque sorte le problème, sur le cœur des solipèdes.

Nous sommes arrivés de la sorte à établir positivement : 1° Que le cœur humain se meut à l'état normal, d'après un rhythme à trois temps; 2° que le premier temps est occupé par la systole de l'oreillette avec diastole ventriculaire; le second par la systole ventriculaire avec diastole de l'oreillette; le troisième par le repos diastolaire général des deux cavités; 3° que la systole auriculaire est absolument

9

aphone, le premier bruit coïncidant avec la systole
ventriculaire, et le second avec le commencement
de la diastole générale ; 4° que le choc est produit
pendant la systole ventriculaire et par cette systole.

Nous sommes arrivés finalement à grouper ces
quatre ordres de faits en un tableau que nous avons
rendu circulaire, pour mieux faire comprendre
l'espèce de mouvement sans fin qui caractérise les
fonctions de l'organe, mais que nous pouvons également disposer comme il suit :

1er TEMPS.	2e TEMPS.	3e TEMPS.
Systole auriculaire.	Diastole auriculaire.	Repos
Diastole ventriculaire.	Systole ventriculaire.	diastolaire général.
	1er bruit.	2e bruit.
	Choc.	

Nous avons établi en outre, que la tension des
valvules auriculo-ventriculaires était la cause à peu
près unique du premier bruit, et l'abaissement des
valvules sigmoïdes, la cause unique du second.

Laissant de côté ce que nous avons dit du choc
du cœur, qui ne nous importe pas pour le moment,
examinons ce que l'on peut conclure des faits précédents au point de vue pathologique.

Et d'abord, il est clair que si l'on voulait être
conséquent avec la physiologie, il faudrait com-

mencer par répudier la méthode actuelle d'appellation des temps du cœur. En effet, on compte les temps à partir du premier bruit, et par conséquent à partir de la systole ventriculaire, mettant au troisième temps la systole auriculaire. On sépare violemment ce que la nature a uni, et on jette ainsi du trouble dans les esprits. D'un autre côté, j'éprouve une extrême répugnance à révolutionner de mon chef ce qui est passé dans le courant général des habitudes scientifiques, et outre que je n'y réussirais point, il ne serait pas, je pense, sans inconvénient, de proposer comme on l'a déjà fait, une formule dans laquelle on entendrait dire : le premier bruit coïncide avec le deuxième temps, et le deuxième bruit avec le troisième temps. Ce serait véritablement le moyen de tout embrouiller.

Il n'y a qu'une voie pour concilier le langage usuel avec la vérité physiologique ; c'est, après avoir établi les trois temps et leur concordance dans un tableau synoptique, comme plus haut, de se servir des expressions : systole auriculaire, systole ventriculaire, diastole générale, au lieu de premier, deuxième et troisième temps ; et de dire par exemple : un souffle systolique ventriculaire, ou un souffle au premier bruit, un souffle au second bruit ;

en un mot, de laisser de côté le mot *temps*, sous peine de pécher contre la physiologie ou de révolutionner la pratique. Cette méthode me paraît un moyen de s'entendre, facile et acceptable pour tout le monde.

En réfléchissant sur les actes physiologiques du cœur, il est impossible de ne pas être frappé par un fait évident, c'est que les bruits normaux produits dans cet organe, sont tous deux le résultat de la tendance du sang à retourner dans les cavités d'où il sort. En effet, chassé par le ventricule d'une part, le sang tend à refluer dans l'oreillette, et produit le premier bruit en soulevant les valvules auriculo-ventriculaires. Comprimé d'autre part dans les tubes artériels, il tend à rentrer en partie dans la cavité ventriculaire, et produit le second bruit en abaissant les valvules sigmoïdes.

Les bruits normaux du cœur sont donc, dans tous les cas, le résultat de la tendance au reflux, et jamais celui du passage direct du sang d'une cavité dans l'autre. Au contraire, les bruits anormaux reconnaissent une double origine; ils se produisent, en effet, tantôt par le passage direct d'une cavité dans une autre, et tantôt par le reflux dans les cavités placées en arrière; d'où la distinction rationnelle en bruits anormaux directs, ou par obstacle, et en bruits anormaux par reflux, ou par insuffisance ; distinction formulée par M. Parchappe dans son ouvrage sur la structure du cœur. Les premiers sont appelés : bruits par obstacle, parce que l'observation pathologique a démontré, que lorsque le sang jouissait de sa composition normale, il fallait absolument un obstacle à son passage direct d'une cavité à l'autre pour les produire. Les seconds sont appelés : bruits par insuffisance ou par reflux, parce que les observations pathologiques et nos expériences physiologiques ont démontré qu'ils ne se produisaient que lorsque le sang retournait dans les cavités d'où il sort, et où il ne doit pas rentrer à l'état normal, ce qui ne peut avoir lieu que par l'insuffisance des valvules.

Chacun sait combien et comment les bruits normaux diffèrent des bruits anormaux. Mais si la distinction entre les premiers et les seconds est une chose généralement assez facile, il faut avouer qu'il n'en est pas de même de la distinction que l'on peut établir entre les deux espèces des seconds, je veux dire entre les bruits anormaux directs ou par obstacle, et les bruits anormaux de reflux ou par insuffisance. Et cependant, *le diagnostic et le pronostic des lésions du cœur reposent en entier sur la solution de ce problème.*

Je comprends qu'une affirmation aussi catégorique exige des preuves convaincantes. Pour arriver à ce résultat, il est indispensable de se livrer, sur la nature et les effets des obstacles et des insuffisances, à une étude plus approfondie qu'on ne l'a fait jusqu'à présent.

Je commence par les premiers.

ARTICLE PREMIER.

DE L'OBSTACLE.

« Les conditions de l'obstacle au cours du sang
« peuvent être réalisées par le rétrécissement re-
« latif et absolu des orifices, par les diverses alté-
« rations des valvules qui augmentent leur épais-
« seur, leur consistance, qui gênent leur mobilité ;
« par les productions accidentelles qui peuvent se
« développer sur les parois des cavités, au voisi-
« nage des orifices, ou sur les valvules, ou au
« pourtour des orifices ; par les dépôts ou concré-
« tions accidentels qui, formés dans les cavités,

« s'étendent jusques au-dedans des orifices. » (Parchappe, op. cit.).

Je n'ajoute rien à cette courte description de l'obstacle; mais je me demande quels sont ses effets. Or, s'il est un fait incontestable, c'est que l'existence d'un obstacle doit être considérée comme une cause d'augmentation du frottement au passage de l'ondée sanguine à travers l'orifice. M. le professeur Forget, de Strasbourg, a eu raison d'appuyer sur cette première conséquence des obstacles, et sur celles qui la suivent. C'est que, en effet, il est radicalement impossible de supposer l'existence d'un obstacle quelconque au cours du sang, sans être forcé d'admettre : 1° Un effet produit sur l'organe placé immédiatement en arrière; 2° un effort de cet organe pour annuler cet effet et vaincre l'obstacle. Ce qui revient à dire, que tout obstacle au cours du sang, détermine dans l'organe placé en arrière, sur le courant circulatoire, un effet pathologique et un effet réparateur.

L'effet pathologique consiste essentiellement dans la dilatation de l'organe en question; cela est trop facile à comprendre pour mériter une longue explication. Ainsi, l'orifice auriculo-ventriculaire étant rétréci, l'oreillette se dilate. C'est ce que MM. Piorry et Forget ont appelé opistectasie, dilatation en arrière, expression peu mélodieuse, si l'on veut, mais qui rend la pensée, et dont je me servirai pour cette raison.

L'effet réparateur consiste dans une nutrition plus active de cet organe dilaté, nutrition qui a pour but de le rendre plus vigoureux, pour résister à la déperdition dynamique que lui occasionnent et sa dilatation et l'obstacle lui-même placé en avant. C'est cette hypertrophie réparatrice que les auteurs cités plus haut ont nommée : opisthypertrophie, hypertrophie en arrière, expression aussi indispensable que la première parce qu'elle exprime un fait qu'il est bon de caractériser par un mot.

Comme on le voit, les effets de l'obstacle sont doubles. Mais on se tromperait si on croyait que ces deux effets sont toujours, *tous les deux*, la conséquence inséparable de la présence d'un obstacle. Tantôt, en effet, on n'observe que l'effet pathologique, l'opistectasie ou hypertrophie excentrique des auteurs ; pour une raison ou pour une autre, la cavité distendue n'a pas réagi contre l'obstacle. Tantôt, au contraire, on n'observe que l'opisthypertrophie ou hypertrophie concentrique des auteurs, l'organe réagissant d'emblée et vigou-

reusement contre la lésion première et ses conséquences.

Comme on le voit, l'obstacle en lui-même est une
cause de ralentissement de la circulation, rien de
plus, rien de moins. Secondairement, il est une
cause d'opistectasie et d'opisthypertrophie ou seulement de l'une ou de l'autre isolément.

Il y aurait d'autres considérations d'une haute
valeur à émettre sur ce genre de lésion cardiaque;
mais il est nécessaire, avant de les aborder, d'étudier à fond la nature et les effets de l'insuffisance
valvulaire. Nous placerons ensuite en regard l'insuffisance et l'obstacle, et de cette comparaison
jaillira quelque lumière sur l'une comme sur l'autre.

ARTICLE II.

DE L'INSUFFISANCE VALVULAIRE.

Les conditions de l'insuffisance ne peuvent être
réalisées que de deux manières : 1° par le défaut de
proportion entre les orifices agrandis et les valvules demeurées saines ; 2° par la déformation
qu'elles peuvent subir sous l'influence directe des

causes pathologiques, qu'il n'importe pas de dé-
finir.

Cela posé, nous nous demandons, comme lorsqu'il s'est agi de l'obstacle, quels sont les effets de
l'insuffisance? Comme pour l'obstacle, il y a des
effets pathologiques et des effets réparateurs.

§ 1.

Effets pathologiques des insuffisances.

Les effets pathologiques de l'insuffisance peuvent
être étudiés au moyen de la clinique, comme on
l'a fait jusqu'à présent, et au moyen des expériences
sur les animaux vivants, comme je vais le démontrer dans peu d'instants.

Depuis longtemps déjà, Hope, Corrigan et d'autres auteurs ont attiré l'attention du monde savant
sur l'insuffisance valvulaire. Ce service éminent
rendu à la science n'a pas produit les fruits qu'on
était en droit d'en attendre, parce que, d'une
part, on a méconnu les effets et la gravité réelle
des insuffisances, et que, d'autre part, on en a
exagéré la fréquence.

Les idées généralement admises sur la valeur pathologique d'une insuffisance valvulaire sont basées sur des données si incomplètes, que si on rencontre aujourd'hui des hommes qui lui attribuent toute la gravité qu'elle comporte, on n'en trouve pas qui se soient rendu un compte exact de son mécanisme et des motifs de cette gravité. Ainsi M. Forget ne lui reconnaît pas plus de valeur qu'à l'obstacle, et considère son diagnostic précis comme une affaire de luxe (p. 185). Ainsi nous avons lu, dans les journaux de médecine, le compte-rendu très-sommaire d'un mémoire, lu par M. Hiffelsheïm, dans la séance de l'Académie des sciences du 13 août 1855, et dans lequel il serait dit, que les valvules du cœur comportent à l'état normal un certain degré d'insuffisance. J'espère que ceux qui auront la patience de poursuivre jusqu'au bout la lecture de ce travail, resteront convaincus que non seulement cela n'est pas, *mais que cela ne peut pas être.*

Pour moi, si mon expérience n'était pas d'une très-minime valeur en pareille matière, je ne craindrais pas d'affirmer que les insuffisances valvulaires constituent la complication la plus grave des maladies du cœur. Si j'ai eu le bonheur, comme je pourrais le prouver, d'enrayer quelques maladies du cœur dans leur développement, c'est que je n'avais pas affaire à des insuffisances valvulaires, et toutes les fois que je me suis heurté contre cette lésion, j'ai vu périr mes malades, au bout d'un temps plus ou moins long.

La gravité des insuffisances ressort déjà bien clairement des expériences que l'on peut pratiquer sur les animaux vivants. Il suffit de lire attentivement ce que nous avons écrit, M. Chauveau et moi, pour se convaincre qu'à l'état normal, il n'existe pas la moindre insuffisance valvulaire; c'est un fait que nous avons constaté plusieurs fois, *de l'œil et du doigt*, que nous avons fait constater par nombre de spectateurs, et contre lequel tous les raisonnements du monde ne peuvent rien. La contraction ventriculaire n'occasionne dans l'oreillette aucune espèce de reflux, si petit qu'il soit; nous en disons autant de la compression exercée sur le sang par les troncs artériels.

Le doigt placé au-dessus de la valvule auriculo-ventriculaire, à travers une ouverture faite à l'oreillette, sent cette valvule se fermer avec une merveilleuse exactitude et *ne perçoit pas la moindre sensation de reflux.*

Mais un moyen fort simple de se convaincre

de l'absence de toute espèce d'insuffisance à l'état normal, consiste à en créer artificiellement et à en observer les effets. Or, voici ce que nous avons vu nombre de fois.

Dans les expériences pratiqués sur le cheval, nous avons constamment observé que tant que les valvules restaient intactes, les fonctions du cœur continuaient, avec une régularité telle, que nous avons toujours reculé devant un essai qui aurait eu pour but de nous rendre compte du temps pendant lequel cette régularité pourrait se conserver. Nous avons eu des expériences de trois heures, au bout desquelles nous laissions asphyxier l'animal, parce que nous étions vaincus par la fatigue ; mais il était évident pour nous que l'animal aurait pu vivre encore très-longtemps. Dans toutes ces expériences les valvules avaient été respectées, et l'expérimentation avait été pratiquée sur les parties externes du cœur.

Dans tous les cas, au contraire, où nous expérimentions sur les valvules, soit en les abaissant avec la spirale, soit en les relevant avec le trocart à lames, soit surtout en les coupant, la régularité des fonctions de l'organe s'altérait rapidement, le rhythme changeait, les contractions devenaient tumultueuses , et l'animal arrivait en peu de temps à la mort par asphyxie en dépit de l'insufflation pulmonaire la mieux dirigée.

Dans tous les cas où , après avoir coupé les cordes tendineuses des valvules auriculaires , on faisait pénétrer le doigt dans l'oreillette , au-dessus de la valvule mutilée , on percevait un reflux de l'ondée sanguine qui produisait , à la pulpe digitale , une sensation de frôlement parfaitement analogue au souffle que l'oreille, armée du sthétoscope, y découvrait infailliblement.

Voilà ce que nos expériences nous ont appris. Mais ce double enseignement de la clinique et de nos premières vivisections va être confirmé d'une manière inattendue par les résultats physiologiques que M. Poiseuille a obtenus au moyen de l'hémo-dynamomètre , et par ceux que j'ai obtenus moi-même en poussant plus loin les expériences de cet ingénieux physiologiste , grâce aux libéralités de M. le Directeur et de MM. les Professeurs de l'École vétérinaire de Lyon , à qui je dois les matériaux de ces expériences ; grâce , enfin , à l'habileté expérimentale et au concours dévoué de mon ami M. Chauveau , à qui j'en dois le succès.

M. Poiseuille , en effet, a démontré que le sang

était soumis dans les artères à une pression constante, équivalente, en moyenne, chez les animaux
à celle d'une colonne de mercure de 15 à 16 centimètres, tandis que celle des veines, variable du reste
dans les différentes régions, équivalait à peu près,
en moyenne, à une colonne de 15 à 20 millimètres.

Il a fait voir que cette différence de pression
entre le système artériel et le système veineux est
une cause immédiate de la circulation capillaire,
puisque c'est elle qui lui imprime son caractère de
continuité. Tous les esprits judicieux considéraient,
comme un fait incontestable, que le sang artériel se
meut en avant sous l'impulsion du ventricule
gauche pendant la systole de cette cavité ; mais la
question était de savoir comment et pourquoi le
mouvement se continue pendant la diastole. On
avait admis, pour l'expliquer, une espèce d'at-
traction résidant dans les capillaires. On ne s'était
pas contenté de cette hypothèse, expérimentalement
improbable ; voyant que le mouvement du sang
dans la veine est continu et doué d'une certaine
force, on avait encore prêté à ces capillaires com-
plaisants une force d'impulsion, en sorte qu'aspi-
rant le sang par un bout, ils le pousseraient par
l'autre jusqu'au cœur.

Toutes ces inventions sont tombées devant la physiologie expérimentale. M. Poiseuille a établi le fait des pressions vasculaires inégales, et la continuité de la circulation capillaire et veineuse s'est expliquée d'elle-même ; M. Cl. Bernard a paralysé les capillaires de la tête en coupant le trisplanchnique à la région cervicale, et l'on a pu voir, par leur engorgement, que si cette opération les privait de leur force de réaction élastique, la circulation n'en continuait pas moins.

Enfin, en démontrant plus loin que les circulations veineuses sont proportionnelles aux circulations artérielles, je donnerai, je l'espère, le dernier coup à cette hypothèse surannée.

Ces connaissances préliminaires une fois posées, n'est-il pas évident que si les valvules du cœur venaient à disparaître tout à coup, le sang artériel étant comprimé dix fois plus dans ses canaux que le sang veineux dans les siens, l'équilibre de pression se rétablirait instantanément entre les artères et les veines, à travers le cœur et le système circulatoire pulmonaire ? N'est-il pas évident aussi que, s'il existait un degré quelconque d'insuffisance valvulaire, ce phénomène d'équilibration tendrait constamment à se produire avec une vitesse proportionnelle à ce degré d'insuffisance.

Comme on le voit, nos vivisections nous permettent d'affirmer qu'il n'existe pas d'insuffisance valvulaire à l'état normal, et les expériences hémodynamométriques démontrent qu'il n'en peut pas exister. Cependant, il s'en produit pathologiquement, cela est hors de doute ; essayons de nous rendre compte de leur mode d'apparition et de leurs effets.

Pour arriver à ce résultat il est de toute nécessité de nous livrer préalablement, au sujet du rôle dévolu à chaque valvule du cœur, à une étude physiologique dont l'importance ne paraîtra pas douteuse dans un instant.

Observons, en effet, que le cœur est constitué de façon à ce que ses valvules servent de séparation entre quatre appareils vasculaires distincts. Les valvules gauches séparent le tronc de l'aorte des veines pulmonaires ; les droites séparent l'artère pulmonaire des veines caves. S'il est prouvé tout à l'heure que le sang contenu dans les veines caves supporte une pression moindre que celle à laquelle il est soumis dans l'artère pulmonaire, et que cette différence est encore plus considérable entre les veines pulmonaires et l'aorte, l'utilité relative des valvules de chaque côté sera, je le crois, démontrée par le fait.

Quelle est donc la pression supportée par le sang dans ces quatre ordres de vaisseaux ?

MM. Poiseuille, Ludwig, Spengler et Valentin ne l'ont exploré que sur les animaux ; en outre, leurs explorations n'ont jamais porté sur l'artère et les veines pulmonaires. J'ai cherché à combler cette double lacune.

Rien n'est plus facile que d'arriver chez l'homme à la connaissance de la pression supportée par le sang artériel. Il suffit de profiter d'une amputation du bras ou de la cuisse, et d'adapter aux artères de ces membres l'hémodynamomètre de M. Poiseuille. MM. Desgranges et Barrier avaient eu la bonté de me promettre que je serais averti des premières occasions de ce genre, qui se présenteraient dans les salles de l'Hôtel-Dieu de Lyon. C'est dans le service de M. Barrier qu'elles se sont rencontrées le plus tôt. Grâce à sa complaisance, j'ai pu, sans imposer aux malades un surcroît de souffrances, réaliser deux fois cette expérience ; la première fois, sur l'artère humérale d'un homme de 60 ans, déjà tombé, par le fait d'une lésion chronique du

coude, dans un certain degré d'adynamie. La différence entre les deux colònnes mercurielles fut exac-
tement de 12 centimètres. La seconde expérience
fut faite sur l'artère fémorale d'un homme de 30
ans, d'une vigueur peu commune. La colonne
mercurielle ascendante dépassa l'autre de 12 centimètres avec une parfaite exactitude. La plus
haute pression correspondait à l'expiration, con-
formément aux observations faites sur les animaux;
de sorte que, pendant que l'œil observait une oscil-
lation de deux centimètres isochrones au moùvément
respiratoire, il percevait en même temps plusieurs
oscillations de deux à trois millimètres isochrones
aux pulsations artérielles.

Une troisième expérience a été faite plus tard
dans le service de M. Desgranges. Le malade, âgé
de 30 ans environ, était porteur d'une tumeur
blanche du poignet et du coude droit ; son état était
assez peu satisfaisant. La pression dans l'artère humérale fut de 11 cent. et demi. J'ai observé fréquemment des différences analogues chez les animaux
sur lesquels j'ai expérimenté ; j'ai même obtenu
des différences plus fortes. Considérant que si, sur
un sujet très-affaibli, j'ai trouvé un demi-centimètre
en moins, je pourrais bien, sur un sujet très-vi-

goureux , en trouver autant en plus ; je garde le chiffre 12 comme moyenne des pressions aortiques chez l'homme.

Il résulte de ces deux faits mis en regard : 1° que, chez l'homme , la pression supportée par le sang dans l'appareil aortique est sensiblement la même chez tous les individus , comme cela a lieu dans chaque espèce d'animaux ; 2° que la pression de 12 centimètres , qui appartient à l'homme , est inférieure à celle que l'on présumait être la sienne d'après l'analogie. Cette présomption était fondée sur un fait inexact avancé par M. Poiseuille ; d'après cet expérimentateur, les pressions seraient les mêmes dans toutes les espèces d'animaux sur lesquels il a expérimenté , chevaux , chiens , etc. M. Colin d'Alfort a démenti ce fait , et moi-même j'ai constaté une très-notable différence entre le chien et le cheval, puisque j'ai trouvé 16 centimètres chez le premier , et 20 chez le second.

Nous sommes donc fixé dorénavant sur l'une des quatre pressions vasculaires dont il s'agit de connaître le chiffre ; celle de l'appareil aortique est , chez l'homme, de 12 centimètres.

Les trois autres ne peuvent s'obtenir directement ; on le comprend aisément pour ce qui est de l'artère et des veines pulmonaires. Quant aux veines qui se jettent dans les veines caves, leur pression est trop variable pour qu'il soit possible d'obtenir une moyenne exacte, en opérant sur les membres humains. Je crois préférable d'y arriver par voie indirecte.

D'après les expériences de M. Poiseuille, et celles des Allemands, sur différentes espèces d'animaux, la moyenne des pressions veineuses égale le dixième de la pression aortique. J'ai constaté ce fait plusieurs fois en expérimentant sur la veine jugulaire du cheval et du chien. Il m'a semblé, toutefois, qu'il était possible d'arriver sur ce point à un résultat mathématique, et voici comment :

Considérant que les veines caves sont en définitive le dernier aboutissant des troncs veineux sur lesquels ont porté toutes les expériences de mes dévanciers, j'ai pensé que le chiffre de leur pression serait la moyenne la plus exacte des pressions veineuses dont je voulais obtenir le terme moyen. En conséquence, adaptant l'hémodynamomètre à une sonde de gomme élastique suffisamment longue et flexible, nous avons ouvert la jugulaire sur un animal sain et maintenu debout ; l'instrument a été poussé jusque dans la veine cave postérieure, et le résultat a été que la pression veineuse était sensiblement égale au dixième de la pression carotidienne.

Ce résultat était facile à prévoir , d'après nos expériences sur la jugulaire, car chez les solipèdes cette veine est en communication si large avec la veine cave , que le reflux veineux , dû à la sistole auriculaire s'y fait normalement sentir , dans un grand nombre de circonstances.

Si , comme on vient de le voir, la moyenne des pressions veineuses chez les animaux égale bien réellement le dixième des pressions aortiques, je ne vois pas de raison qui puisse empêcher qu'il n'en soit de même chez l'homme ; j'évalue donc , avec certitude , la pression moyenne des veines caves à 12 millimètres.

Restent l'artère et les veines pulmonaires , c'est là que les difficultés abondent. Magendie a vainement essayé d'expérimenter sur cet appareil ; (leçon du 20 mars 1835), et si M. Chauveau et moi y sommes parvenus à plusieurs reprises , c'est grâce à l'excellence des divers procédés opératoires que nous avons mis en usage, et dont on va juger immédiatement.

Trois procédés nous ont conduit à la solution du

problème relatif à la pression supportée par le sang dans l'artère pulmonaire.

Le premier consiste à disposer des chevaux comme dans nos premières expériences, c'est-à-dire la moëlle coupée, le thorax largement entr'ouvert, et la respiration pratiquée par insufflation. Dans cet état, l'expérimentation nous a donné, comme chiffre de la pression recherchée, 2 centimètres et demi. Jugeant alors que cette pression pouvait être affaiblie par les mutilations et par l'ouverture même du thorax, voici le moyen que j'ai imaginé :

L'artère carotide a été mise à nu sur des chevaux avant toute opération préalable. La pression a été trouvée égale à 20 centimètres. Cela fait, nous les avons abattus par le procédé indiqué ; nous avons ouvert la poitrine, et exploré l'artère pulmonaire. Le résultat a été, comme précédemment, 2 centimètres et demi. Replaçant alors, avec rapidité, l'instrument dans la carotide, nous avons exploré de nouveau la pression aortique, elle n'était plus que de 5 centimètres ; elle avait baissé des trois quarts. Considérant alors la synergie et la dépendance des deux cœurs entre eux, comme un fait irréfragable, nous avons conclu que la diminution de la pression dans l'artère pulmonaire était

proportionelle à celle qui avait eu lieu dans l'aorte,
et que la première devait être obtenue en multi-
pliant 2 centimètres et demi par quatre, chiffre
de la diminution accidentelle, ce qui donnerait,
pour l'artère pulmonaire, une pression sensiblement égale à la moitié de la pression aortique.

La légitimité apparente de ce calcul ne nous
satisfaisant pas, nous avons cherché des procédés
plus exacts ; on va voir que nous avons bien fait.

Le second procédé consiste à cathétériser le ventricule droit, sur un animal sain et debout, en
passant par la veine jugulaire, la veine cave et
l'oreillette droite. Cette opération peut se faire au
moyen d'une sonde métallique à double courbure,
comme celle de J.-L. Petit, et en ouvrant la jugulaire aussi bas que possible.

Pratiquée sur un âne, à travers de nombreux
obstacles, elle nous fit connaître que la pression de
l'artère pulmonaire n'équivaut qu'au tiers de celle
de l'aorte. La difficulté de l'opération, pendant
laquelle il est malaisé d'empêcher l'introduction de
l'air dans les veines, le spasme cardiaque qu'occasionne la présence d'un corps métallique dans le
cœur et les gros vaisseaux, l'impossibilité d'opérer
avec une sonde molle et élastique, nous firent aban-

donner ce second procédé, pour avoir recours au troisième, que je dois à M. Chauveau, et qui est d'une admirable simplicité.

Un cheval étant couché et simplement entravé, l'on mesure la pression de la carotide; puis, pratiquant une petite incision sur le côté gauche de la poitrine, entre la quatrième et la cinquième côte, au niveau de l'infundibulum de l'artère pulmonaire, on arrive avec le doigt, et sans laisser pénétrer l'air dans la plèvre, jusque sur cet infundibulum, que le doigt explore librement, grâce à sa position superficielle et à une large échancrure pulmonaire qui existe de ce côté.

On glisse sur le doigt explorateur un gros trocart, on l'enfonce vivement dans l'artère pulmonaire qui résiste par son élasticité; on retire la tige, et le sang jaillit par le tube à chaque contraction du ventricule droit. Nous avons constaté par ce procédé, comme par la voie du cathétérisme, que la pression que nous cherchions était égale au tiers de la pression observée dans le système aortique. Il va sans dire que l'autopsie a démontré, quelques minutes après, que le trocart avait pénétré dans l'artère au point qu'il était indispensable d'atteindre.

Si la pression artérielle pulmonaire équivaut,

comme on vient d'en juger, au tiers de la pression
aortique, et que celle-ci chez l'homme soit de douze
centimètres ; celle-là doit être déterminée à quatre
centimètres.

Cette détermination aurait pu se faire théoriquement. Tout le monde a observé la différence remarquable qui existe entre les deux ventricules
sous le rapport des masses musculaires, la différence qui distingue les deux circulations sous le
rapport de l'étendue ; n'est-il pas évident que le
sang projeté dans des tubes plus courts, par un
appareil moins fort, doit être moins comprimé ?

Passons aux veines pulmonaires. La pression que
le sang y supporte ne peut être déterminée que par
une voie détournée. Elle est si faible, que toutes
les fois que nous l'avons cherchée directement,
l'hémodynamomètre est resté à peu près immobile.
Mais nous avions observé dans plusieurs expériences que la pression dans la jugulaire était du
dixième de la pression carotidienne. La même proportion résulte, nous l'avons dit plus haut, des
expériences de M. Poiseuille et des Allemands,
lorsqu'ils ont eu soin de ne pas interrompre le cours
du sang dans les veines, car alors la pression devient énorme.

Il est donc possible d'établir la proportion suivante : la pression aortique est à la veineuse générale comme la pression artérielle pulmonaire est à la veineuse pulmonaire. Or, la première est dix fois supérieure à la seconde, donc la quatrième sera le dixième de la troisième.

Autrement dit, la pression aortique chez l'homme étant de douze centimètres, celle des veines générales de douze millimètres, et celle de l'artère pulmonaire de quatre centimètres, celle des veines pulmonaires ne dépasse pas quatre millimètres.

On ne s'étonnera pas de voir un chiffre aussi faible pour la veine pulmonaire, si on veut bien se souvenir que chez plusieurs chevaux, la pression étant, il est vrai, diminuée par l'ouverture de la poitrine, l'hémodynamomètre n'a pas bougé.

Connaissant à présent les pressions comparatives propres à chaque appareil circulatoire, nous pouvons nous rendre un compte exact de l'utilité relative de chaque valvule.

En effet, celles du côté droit soumises en avant à la pression de l'artère pulmonaire, diminuée de celle des veines caves qui les soutient en arrière, sont évidemment condamnées à supporter un poids constant équivalent à une colonne mercurielle de deux centimètres huit dixièmes ; et les valvules gauches étant soumises au poids de la colonne aortique diminuée de celui des veines pulmonaires, supportent une pression constante de onze centimètres six dixièmes. Comme on le voit, les valvules gauches portent un fardeau quatre fois plus lourd que les valvules droites, et la fréquence de leurs altérations comparée à la rareté de celles du cœur droit, trouve dans ce surcroît d'activité fonctionelle une explication trop rationnelle pour que je m'y arrête un seul instant.

Nos connaissances physiologiques étant appuyées de la sorte sur une base expérimentale inattaquable, voyons quel serait l'effet de la suppression simultanée des deux valvules droites ou des deux valvules gauches.

Le problème n'est certes pas difficile à résoudre ; le résultat consisterait fatalement dans l'équilibration entre les pressions des deux appareils vasculaires que séparaient ces valvules.

Ainsi la suppression des valvules droites équilibrerait les pressions entre l'artère pulmonaire et les veines générales, par l'intermédiaire des veines caves, et la suppression des valvules gauches équilibrerait la pression aortique avec celle des veines pulmonaires. C'est ce que l'expérimentation nous a démontré, comme je l'ai dit plus haut, toutes les fois que nous avons coupé les valvules tricuspide ou mitrale; l'oreillette et les veines aboutissantes ont été envahies et distendues par le sang comprimé dans le ventricule correspondant.

Nous avons à nous demander à présent quel est le résultat ultérieur de cette équilibration pathologique des pressions vasculaires? Il est clair que pour y arriver il faut employer d'autres moyens d'expérimentation que la section intra-cardiaque des replis valvulaires, qui tue l'animal en peu de temps. A cet effet, il suffit de lier une grosse veine, la jugulaire ou la fémorale, par exemple; le sang veineux en s'accumulant en arrière tend le vaisseau et se trouve bientôt soumis à une pression supérieure à sa pression normale.

Qu'arrive-t-il alors? Rien n'est plus facile à dire. Il est clair qu'une augmentation de pression sur une colonne veineuse tend à annuler proportionnellement celle du système artériel qui la pousse à tergo en ralentissant la circulation capillaire intermédiaire. Or le résultat constant du ralentissement de cette circulation, c'est l'œdème. D'où il suit que l'œdème devrait être pour le poumon le résultat *fatal* d'une insuffisance des valvules gauches, comme il est pour le reste du corps, notamment pour les extrémités, le résultat également fatal d'une insuffisance des valvules cardiaques droites.

Est-ce là ce que nous observons dans les poumons des malades affectés d'insuffisance à gauche? Non; nous y observons des congestions passives, des exhalations sanguines, des apoplexies, des bronchites, des pneumonies partielles, et d'autres lésions qu'il n'entre pas dans mon sujet d'énumérer complètement. Pourquoi cette différence dans les résultats des insuffisances gauches, comparés à ceux des insuffisances droites ? Personne n'ayant encore cherché à résoudre ce problème, essayons de le faire.

Évidemment cela ne tient pas à la nature des tissus; le parenchyme pulmonaire se prête à l'œdème aussi bien que le tissu cellulaire; la preuve en est que l'œdème pulmonaire est une maladie bien connue de tous les praticiens. Si donc son absence dans le cas qui nous occupe ne tient pas à la nature du tissu, il faut qu'elle tienne à la nature du sang; et c'est en effet ce qui a lieu. Quel est le sang qui stationne aux extrémités, à la suite des insuffisances du cœur droit? Le sang veineux, qui est chargé des produits de la désassimilation, et qui est éminemment impropre à fournir, aux tissus qu'il encombre, les matériaux nécessaires à l'accomplissement des fonctions inflammatoires.

Quel est au contraire le sang qui stationne dans le poumon à la suite des insuffisances gauches? Le sang artériel, riche en matériaux d'assimilation, dépouillé de son excès d'eau et d'acide carbonique, et dont l'accumulation, dans le tissu pulmonaire, réalise déjà le degré initial de toute inflammation, la congestion. Cette seule comparaison entre les deux sangs donne l'explication de la différence des phénomènes ; c'est dans leur nature qu'il faut chercher la raison de la *passivité* du tissu cellulaire général, et de l'*activité* des tissus pulmonaires, dans les cas d'insuffisance valvulaire à droite ou à gauche.

Appuyés comme nous le sommes sur les faits physiologiques et sur leurs légitimes conséquences, nous devons aller plus loin.

Il nous faut rechercher, en effet, non plus quelles seraient les conséquences de la suppression du double appareil valvulaire droit ou gauche, comme nous venons de le faire, suppression hypothétique

que l'on n'a jamais constatée au lit du malade,
car elle est incompatible avec la vie, mais quelles
sont celles de la suppression isolée de l'appareil
artériel ou de l'appareil auriculaire, considérés sé-
parément, suppression que l'on peut observer tous
les jours dans certaines limites. La physiologie va
encore nous éclairer.

Il est évident qu'au moment où le sang pénètre
dans le ventricule, ce qui a lieu *avant* et *pendant*
la systole auriculaire, comme nous l'avons prouvé
ailleurs, l'effort de la colonne artérielle repose tout
entier sur les valvules sigmoïdes abaissées. Il est
clair, d'un autre côté, que pendant la systole ventriculaire, l'effort de la colonne artérielle repose
entièrement sur la valvule auriculaire relevée. Les
contractions alternatives des cavités cardiaques
font donc peser tour à tour la pression dont il s'agit
sur chaque système de valvules, en se la trans-
mettant, pour ainsi dire, de l'un à l'autre, par un
mécanisme analogue à celui des écluses sur les
canaux.

Qu'arrivera-t-il si l'une des deux vient à man-
quer? Évidemment l'effort ne peut plus porter que
sur celle qui sera demeurée intacte, et comme de
toute nécessité cette valvule unique devra se relâ-

cher à chaque révolution cardiaque pour laisser passer une ondée de sang, l'équilibre de pression s'établira *d'une manière intermittente* entre le système artériel placé en avant et le système veineux placé en arrière ; non pas seulement par l'effet du courant rétrograde, mais par un mécanisme très-simple que je vais faire apprécier en quelques mots.

Effectivement, si c'est la valvule artérielle qui fait défaut, la valvule auriculaire constamment relevée par la pression de la colonne artérielle qu'elle supporte seule désormais, ne pourra être abaissée que par un effort de l'oreillette supérieur à la pression artérielle qui maintient cette valvule relevée. Si c'est la valvule auriculaire qui est détruite, la valvule artérielle ne pourra être soulevée que par une contraction ventriculaire capable de vaincre la pression qui maintient cette valvule abaissée. Dans l'un et l'autre cas, la colonne veineuse placée en arrière, servant de point d'appui pendant la contraction de l'oreillette ou du ventricule, se trouvera soumise à chaque révolution complète du cœur, et pendant la durée de l'une des deux systoles, à la pression de la colonne artérielle correspondante en avant. Que les phénomènes d'équilibration vasculaire se produisent plus rapidement et d'une manière plus intense dans les cas d'insuffisance auriculo-ventriculaire que dans les cas d'insuffisance artérielle, comme M. le docteur Rambaud l'a dit depuis longtemps, c'est ce qui n'est pas douteux. Cela s'explique par le fait de l'absence complète de tout système valvulaire en arrière du point malade dans le premier cas. Mais la lecture de toutes les observations d'insuffisance artérielle est là pour démontrer qu'entre les deux espèces il n'y a qu'une différence de rapidité et d'intensité.

Ainsi qu'il est facile de le voir, la suppression d'une seule valvule, ne diffère, dans ses effets, de la suppression des deux valvules du même côté, qu'en ce que, dans le premier cas, l'équilibre de pression s'établit d'une manière intermittente, tandis que dans le second il est permanent.

Or, il résulte de cette vérité incontestable que deux insuffisances complètes placées l'une dans le cœur droit et l'autre dans le cœur gauche, sur quelque valvule que ce soit, équivalent à la destruction totale de quatre valvules, puisqu'elles permettent l'équilibration de toutes les pressions vasculaires, équilibration intermittente il est vrai, mais qui n'en est pas moins certaine pour autant.

Je n'ai pas besoin de démontrer que cette dernière lésion ne peut exister que pendant bien peu de temps, car elle entraîne nécessairement une mort rapide. Je n'en connais qu'un exemple bien avéré, rapporté par M. Bouillaud ; il s'agit d'une double insuffisance auriculo-ventriculaire, qui fut suivie de la gangrène de tout un membre inférieur et de la mort du malade après un temps très-court.

Je ferai connaître dans un moment le mécanisme de la gangrène qui se montre dans les cas de cette nature, mécanisme qui me semble avoir été méconnu jusqu'à présent. Je reviens à mon sujet.

Nous connaissons maintenant, au moyen de l'analyse physiologique, les effets de toutes les insuffisances qui peuvent se présenter, savoir : 1° l'insuffisance simple ou double du même côté, dont les résultats, à la continuité près, sont identiques; 2° l'insuffisance de deux valvules, l'une à droite, l'autre à gauche, dont les résultats équivalent à la suppression de toutes les valvules. J'ai laissé de côté l'insuffisance réelle des quatre valvules que l'on n'a jamais vue et que l'on ne verra jamais.

Il semble qu'arrivé au point où nous en sommes, nous devons avoir tout dit sur les effets de l'insuffisance. Il s'en faut encore cependant, car il nous reste à examiner une importante question : je veux parler des effets des insuffisances du cœur gauche sur le cœur droit.

Nous venons de voir d'une manière générale que la suppression d'une valvule avait pour résultat immédiat de tendre à l'équilibration des pressions entre les deux appareils circulatoires qu'elle est chargée de séparer. Supposons à présent que l'une des deux valvules du cœur gauche ne fonctionne plus ; la veine pulmonaire, qui, à l'état normal, supporte une pression de quatre millimètres, se trouve par le fait soumise à une pression intermittente *trente* fois supérieure, d'où résulte nécessairement un ralentissement de sa circulation propre. N'est-il pas évident que la colonne artérielle pulmonaire qui, dans l'état normal, n'avait à vaincre que la résistance opposée par le réseau capillaire du poumon et la colonne veineuse pulmonaire placée au-delà, rencontrant cette dernière trente fois plus lourde à mouvoir, opposera au ventricule droit une résistance bien supérieure à sa résistance physiologique, puisqu'elle sera du triple, et que ce ventricule, soumis par le fait à un excès d'activité, se trouvera dès-lors dans les conditions les plus favorables à l'opisthypertrophie. Or , comme cette hypertrophie ne peut en aucun cas être suffisante pour vaincre toutes les résistances accumulées devant elle, l'impuissance du ventricule se traduira par l'engorgement de sa cavité et le ralentissement de la circulation veineuse générale placée en arrière, et en conséquence par un œdème. Et c'est ainsi qu'une insuffisance du cœur gauche conduit à un œdème des extrémités, en produisant sur son chemin l'obstruction du poumon et l'engorgement du cœur droit.

On comprend aisément que de là à l'insuffisance auriculo-ventriculaire droite il n'y a qu'un pas. En effet, jusqu'à présent les valvules droites, demeurées saines, ont continué à séparer la colonne veineuse générale placée derrière elles de la colonne artérielle pulmonaire placée en avant, équilibrée elle-même par le fait de l'insuffisance gauche avec la colonne aortique. Mais l'opistectasie du ventricule droit finit tôt ou tard par déterminer à son tour une insuffisance relative à son orifice auriculaire; l'équilibre entre le système aortique et le système veineux général se trouve dès lors établi par l'intermédiaire des deux systèmes circulatoires pulmonaires, et la circulation capillaire générale est atteinte dans sa cause radicale. C'est alors que se manifestent

non plus l'œdème des extrémités , mais l'anasar-
que ; non plus le ralentissement, mais la suppression de la circulation capillaire et par conséquent
la gangrène. C'est ainsi que s'expliquent complètement les sphacèles désastreux que l'on observe
à la dernière période des maladies graves du cœur,
et que l'on attribuait jusqu'à présent à de prétendus
caillots fibrineux détachés des cavités cardiaques ,
et entraînés par le courant circulatoire ; caillots
dont je ne prétends point nier l'existence, M. Bouillaud l'a trop bien prouvée, mais qui me paraissent
se détacher moins souvent qu'on a bien voulu le
dire, du point où ils ont pris naissance.

Il y a donc dans toute insuffisance du cœur gauche deux périodes : une première, caractérisée par
l'équilibration des pressions veineuse et artérielle
pulmonaire avec la pression aortique, et une période
finale, caractérisée par l'apparition consécutive de
l'insuffisance droite et la tendance à l'équilibration
générale de toutes les pressions vasculaires. Dans
les insuffisances primitives du cœur droit, il n'y a
qu'une seule période caractérisée par l'équilibration
des pressions veineuse générale et artérielle pulmonaire. Ainsi s'explique encore rationnellement
la différence de gravité qui a été observée de tout

temps entre les insuffisances primitives gauche et
droite ; la première entraînant tôt ou tard là deuxième à sa suite, et la seconde pouvant subsister
indépendamment de la première.

§ 2.

Efforts réparateurs.

Ayant étudié comme on vient de le voir les effets pathologiques de l'insuffisance valvulaire, il
faut se demander si, à côté de ces effets, la nature
ne se livre pas, comme toujours, à quelques actes
réparateurs. Nous avons vu en étudiant l'obstacle
que dans la majorité des cas on pouvait les observer ; dans l'insuffisance ils se réduisent à peu de
chose. Comment en effet remplacer une valvule ?
Aussi ne trouvons-nous dans le cas dont il s'agit
qu'un seul fait que l'on puisse considérer comme
un effet de réparation, c'est l'hypertrophie en arrière du point lésé, l'opisthypertrophie, qui dans l'insuffisance, comme dans l'obstacle, est le résultat
nécessaire et fatal des efforts de contraction des
cavités cardiaques.

Je viens de parler des effets réparateurs et des tendances réparatrices ; j'ai dit que les premiers se réduisaient à bien peu de chose ; qu'il me soit permis à propos des seconds de revenir sur les faits que j'ai cherché à faire apprécier et d'expliquer clairement le fond de ma pensée à leur sujet.

J'ai parlé du cœur et de ses fonctions pathologiques comme si elles s'accomplissaient avec la régularité d'un mécanisme aveugle, comme si la vie n'avait rien à revendiquer parmi les phénomènes qui appartiennent à cet organe. J'ai parlé des insuffisances, comme si l'insuffisance valvulaire équivalait constamment à la *suppression* d'une ou de plusieurs valvules. J'ai agi de la sorte, parce qu'il fallait, pour me faire comprendre, traiter mon sujet à un point de vue absolu. A présent que les faits ont pu être saisis grâce à la rigueur mathématique que j'ai apportée à dessein dans leur développement, je ne crains pas de modifier moi-même les conséquences trop rigoureuses qui découlent de mon argumentation.

Et d'abord, n'est-il pas évident que s'il est impossible de refuser à l'insuffisance valvulaire complète, la seule que j'aie examinée théoriquement jusqu'à présent, une identité absolue avec la sup-

pression valvulaire, il serait absurde de comparer
les effets de celle-ci à ceux qui sont le résultat d'une
insuffisance légère. Entre l'état sain caractérisé par
la suffisance *absolue* des valvules cardiaques et un
état pathologique qui serait caractérisé par une insuffisance *complète*, il y a autant de degrés que
l'imagination peut en créer ; la pratique le démontre
tous les jours. Admettons, pour n'en donner qu'un
exemple, que les ventricules projettent à chaque
systole 50 gr. de sang dans les artères, et que les
valvules artérielles malades soient insuffisantes ;
cette insuffisance pourra laisser repasser une plus
ou moins grande partie du sang projeté en avant,
et il est bien évident qu'il y aura une différence
immense entre les effets de l'insuffisance qui ne
laisserait rentrer que deux ou trois grammes de
sang, et de celle qui en laisserait rentrer quarante.
Aussi peut-on poser comme un principe certain, que
dans les cas d'insuffisance incomplète, et ce sont
les plus nombreux, pour ne pas dire les seuls, *la
tendance à l'équilibration des pressions vasculaires est proportionnelle au degré de l'insuffisance.* J'espère démontrer plus tard que ce principe conduit à des données précieuses pour le diagnostic et le pronostic ; je tiens à établir en atten-

dant sur une base certaine la réalité du principe que je viens de poser.

La pression supportée par le sang dans l'aorte étant égale à celle d'une colonne sanguine de 1 m. 55 c. $\left(\dfrac{12 \text{ colonne mercurielle} \times 13,6 \text{ densité du mercure}}{1,055 \text{ densité du sang.}}\right)$ et l'orifice de l'aorte étant de 8 c. carrés, on obtient au moyen de la formule de Toricelli sur l'écoulement des liquides ($V = 4^{m} 429 \sqrt{h}$), une vîtesse théorique de 53 c. par seconde, soit 424 c. cubes de sang. Mais la vîtesse expérimentale n'étant que des deux tiers de la vîtesse théorique, à cause des frottements et autres obstacles, il ne faut compter en réalité que sur 282 c. cubes, soit 297 grammes de liquide qui repasseraient de l'aorte dans le cœur, en une seconde, sous la pression susdite, si l'orifice béant manquait absolument de valvules, et si, par hypothèse, le cœur pouvait les contenir. Mettons 300 grammes en nombre rond; cette erreur volontaire est largement compensée par toutes les fractions négligées dans tous les calculs précédents.

Admettons à présent que le nombre des révolutions du cœur chez un homme atteint d'une lésion cardiaque soit de 90 par minute, chaque révolution durera 2/3 de seconde. La durée de la systole ventriculaire étant au plus de 1ɲ3 de seconde, il résulte que pendant l'autre tiers dévolu à la diastole de cette cavité, 100 gr. de sang pourraient rentrer dans le ventricule gauche, dans le cas de suppression totale des valvules, 50 gr., dans le cas où l'orifice insuffisant présenterait une surface moitié moindre que l'orifice normal ; en un mot qu'il peut rentrer dans le ventricule à chaque diastole, 1 gr. de sang par 8 millimètres carrés d'insuffisance valvulaire. Or, que l'on ne s'y trompe pas, 8 millim. carrés d'insuffisance représentent un espace inter-valvulaire de 3 millim. de diamètre seulement.

Si nous considérons d'une autre part que le ventricule ne lance pas une ondée sanguine supérieure à 50 gr., il faudra conclure aussi qu'il suffit d'une insuffisance de 4 centim. carrés de surface pour réduire à néant le travail ventriculaire, puisqu'alors il rentrerait à chaque diastole autant de sang qu'il en serait sorti pendant la systole. Ce fait est tellement certain, que je ne crois pas qu'il soit possible de trouver un cas d'insuffisance complète des valvules aortiques, sans rétrécissement considérable de cette ouverture, car, sans cela, la perte occasionnée par l'insuffisance pendant la diastole serait

supérieure ou au moins égale à la recette opérée
pendant la systole, ce qui est incompatible avec la
circulation, et partant avec la vie.

Toutes ces considérations basées sur les lois de
l'hydrodynamique s'accordent parfaitement avec
les faits que l'on observe sur l'homme malade et
sur les animaux mis en expérience. Nous avons
constaté très-souvent qu'il suffit d'une très-légère
insuffisance pratiquée artificiellement sur le cœur
du cheval, pour produire des souffles intenses, ou
au moins parfaitement appréciables.

Ces faits purement physiques sont trop évidents
pour mériter un plus long développement. Il me
suffit d'ajouter : 1° que les calculs relatifs à l'insuffisance de l'orifice artériel gauche sont applicables à l'insuffisance de l'orifice mitral, puisque le sang y est mis en mouvement par le ventricule
gauche dont la force est égale à la colonne sanguine de 1 m. 55 c.; 2° que les résultats obtenus
pour le cœur gauche sont applicables au cœur droit,
en les réduisant des deux tiers.

Aux vérités que je crois avoir démontrées, je
veux cependant ajouter encore d'autres restrictions.

Je crois plus que personne à l'existence d'une
cause vitale dont j'ignore l'essence, et dont une des

manifestations principales constitue ce que l'on a désigné sous le nom de force conservatrice ou médicatrice, suivant les circonstances physiologiques ou pathologiques au milieu desquelles elle est appelée à jouer un rôle. Pénétré de cette idée, je suis porté à penser que lorsque l'insuffisance valvulaire fait son apparition en quelque partie du cœur, les organes placés en arrière *s'accommodent* jusqu'à un certain point à la fonction nouvelle qui leur est imposée, de manière à annuler en partie les effets vraiment désastreux qu'entraîne cette lésion. Je suis convaincu qu'il se forme souvent dans les cavités atteintes d'opistectasie, des insuffisances *relatives* passagères dues à un état d'engorgement de l'organe distendu ; que ces insuffisances disparaissent sous des influences physiologiques et thérapeutiques variables. Je sais, aussi bien que personne, que les équilibrations de pression que j'ai signalées comme un phénomène absolument inévitable dans le développement graduel des insuffisances, ne s'établissent jamais chez un malade avec l'instantanéité que nous avons observée dans les vaisseaux des solipèdes à qui nous avons coupé les valvules auriculoventriculaires ; que tous ces phénomènes s'accomplissent graduellement, par des phases successives, par des nuances indéterminables. La nature se défend pied à pied, j'en conviens, mais en définitive, en dépit de la lutte, le temps finit presque toujours par amener les résultats sur lesquels j'ai attiré l'attention, et dont la réalité est attestée par les désordres généraux et locaux que l'on découvre, soit pendant la vie, soit après la mort.

Arrivés au point où nous en sommes, il nous reste bien peu de chose à dire sur l'obstacle et sur l'insuffisance. Il est par trop évident que cette dernière lésion entraîne après elle des conséquences bien plus désastreuses que la première. L'obstacle ne détruit pas la circulation, parce qu'il ne dérange en rien les pressions relatives des quatre appareils circulatoires ; l'insuffisance les détruit toujours à un degré plus ou moins marqué ; elle s'attaque à la cause immédiate de la circulation capillaire.

Toutefois, on tomberait dans une grave erreur, si on s'imaginait que la différence radicale que nous avons démontré exister entre ces deux sortes de lésion leur enlève tout lien de parenté, et les isole complètement l'une de l'autre. S'il est incontestable qu'il existe des obstacles qui ne se compliquent pas d'insuffisance, il est également hors de doute qu'il n'existe presque pas d'insuffisance sans obstacle préalable. On a cité, et je connais des observations positives de destruction des valvules, sans qu'il y ait eù obstacle au cours du sang ; ce sont là des cas exceptionnels. En général, l'obstacle est le générateur naturel de l'insuffisance, sauf les cas où les lésions se groupent sur la même valvule. Il est difficile en effet que la cavité située en arrière d'un obstacle s'agrandisse d'une manière indéfinie, sans que ses orifices se dilatent proportionnellement ; alors ses valvules, qui peuvent être parfaitement saines d'ailleurs, deviennent relativement insuffisantes.

Au reste, cette connexion en vertu de laquelle l'obstacle conduit fréquemment à l'insuffisance, loin de nuire à la thèse que je soutiens, lui prête au contraire un appui énergique, en ce qu'elle prouve combien il importe de reconnaître les obstacles avant qu'ils aient entraîné l'insuffisance à leur suite, puisqu'il est si difficile alors de les arrêter dans leur développement.

Dans un travail qui sera prochainement publié, je me propose d'étudier les conséquences qui ressortent des faits que nous venons d'examiner, au double point de vue du diagnostic et du pronostic.